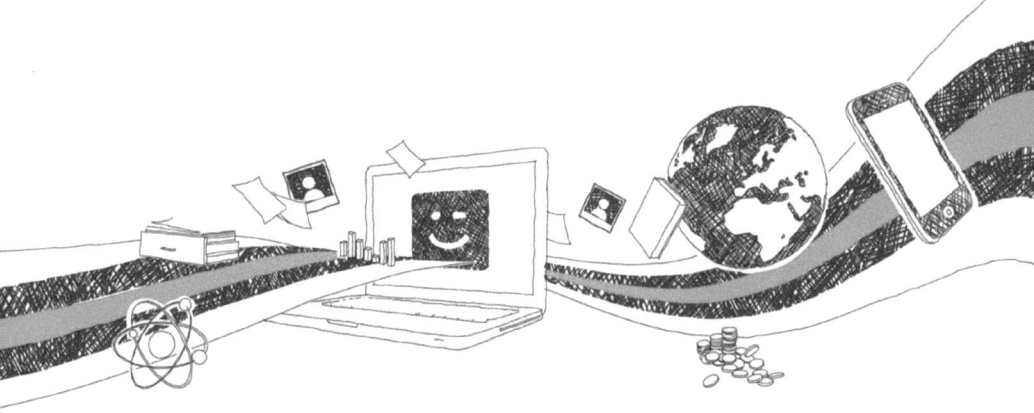
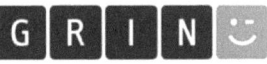

Maren Mißmahl

Der Alltag einer freiberuflichen Hebamme

Die Hebamme als Indikator sozialen und kulturellen Wandels

GRIN Verlag

Bibliografische Information der Deutschen Nationalbibliothek:

Die Deutsche Bibliothek verzeichnet diese Publikation in der Deutschen National-
bibliografie; detaillierte bibliografische Daten sind im Internet über http://dnb.d-
nb.de/ abrufbar.

Impressum:

Copyright © 2011 GRIN Verlag, Open Publishing GmbH
Druck und Bindung: Books on Demand GmbH, Norderstedt Germany
ISBN: 978-3-656-24857-6

Dieses Buch bei GRIN:

http://www.grin.com/de/e-book/198075/der-alltag-einer-freiberuflichen-hebamme

GRIN - Your knowledge has value

Der GRIN Verlag publiziert seit 1998 wissenschaftliche Arbeiten von Studenten, Hochschullehrern und anderen Akademikern als eBook und gedrucktes Buch. Die Verlagswebsite www.grin.com ist die ideale Plattform zur Veröffentlichung von Hausarbeiten, Abschlussarbeiten, wissenschaftlichen Aufsätzen, Dissertationen und Fachbüchern.

Besuchen Sie uns im Internet:

http://www.grin.com/

http://www.facebook.com/grincom

http://www.twitter.com/grin_com

Institut für Germanistik, Vergleichende Literatur- und Kulturwissenschaft

Abteilung Kulturanthropologie/Volkskunde

Rheinische Friedrich-Wilhelms-Universität Bonn

„Der Alltag einer freiberuflichen Hebamme.

Die Hebamme als Indikator sozialen und kulturellen Wandels."

vorgelegt von

Maren Mißmahl

Kernfach: Germanistik

Begleitfach: Sprachlernforschung

3. Semester

Als Seminarprüfung im

Wintersemester 2010/2011

Modul C5a Kulturelle Repräsentationen

Seminar: Krank und Gesund - Einführung in die Medikalkulturforschung (Nr.: 505002235)

Abgabetermin: 23.03.2011

Inhaltsverzeichnis

1 Einleitung

Papst Pius XII. hat schon 1951 in einer Ansprache an die Mitglieder des *„Verbandes katholischer Hebammen Italiens"* auf die Bedeutung der Hebamme hingewiesen.[1] Er betonte bereits damals, dass die Arbeit einer (freiberuflichen) Hebamme mehr beinhaltet, als aus der Vor- und Nachsorge und dass sie einen erheblichen Einfluss auf die Schwangeren, sowie die ganze Familie haben kann. In dieser Hausarbeit möchte ich der Frage nachgehen, worin die Arbeit einer Hebamme besteht und was sich daraus für Normen und Werte unserer Gesellschaft schließen. Konkret möchte ich folgende Frage bearbeiten: Wie sieht der Alltag einer freiberuflichen Hebamme heute aus? Brigitta Schmidt Lauber empfiehlt in ihrem Aufsatz *„Das qualitative Interview oder: Die Kunst des Reden-Lassens"*[2] dafür „die besondere Nähe zu den Forschungsobjekten" zu suchen, um den Alltag und dessen Handlungsmuster beobachten und deuten zu können. Also habe ich mich für eine Feldforschung, ein Interview mit einer freien Hebamme, Rita Mißmahl entschieden. Meine angewandte Technik kommt dem von Schmidt-Lauber beschriebenen *„offenen Interview"* sehr nahe, die Gesprächssituation war entspannt und wird im Verlauf der Hausarbeit noch beschrieben. In eben diesem Interview beschreibt Frau Mißmahl ihren Alltag und bewertet gleichzeitig ihre Arbeit mit den Schwangeren und alles, was darüber hinausgeht. Wie zum Beispiel ihre Funktion innerhalb der Familie, ihr Einfluss auf die Gesundheit und den Partner der schwangeren Frau. Ich betone den Teil, der über das Fachgebiet   Geburt und Schwangerschaft hinausgeht besonders, denn dies zu analysieren und zu bewerten soll einen weiteren Teil dieser Arbeit ausmachen.

Was lässt sich aus der aktuellen Arbeit einer Hebamme über die heutige Kultur und unser Denken über Schwangerschaft, Geburt und Gesundheit ableiten? Eine für die Kulturanthropologie sehr interessante Frage, da der Beruf der Hebamme sehr traditionell ist, das heißt auch viele Werte in Bezug auf Schwangerschaft, Geburt und Frauenbild weitergibt. Ricarda Scherzer bezeichnet die Hebamme als „Trägerin lebensweltlichen Wissens"[3], das heißt in ihrem Arbeiten finden sich sowohl Anzeichen für Tradition, als auch die gegenwärtige Kultur. Somit wäre die Hebamme ein *Indikator* für sozialen und kulturellen

---

[1]   Ansprache Papst Pius XII. an die Mitglieder des Verbandes katholischer Hebammen Italiens am 29. Oktober 1951. In: Schriftenreihe der Aktion Leben e.V., Absteinach 2005.

[2]   Schmidt-Lauber, Brigitta: Das qualitative Interview oder: Die Kunst des Reden-Lassens. In: Göttsch, Silke/Lehmann, Albrecht (Hg.): Methoden der Volkskunde. Berlin/Hamburg 2001, S. 169-185.

[3]   Scherzer, Ricarda: Hebammen. Weise Frauen oder Technikerinnen? Zum Wandel eines Berufsbildes. Frankfurt 1988, S. 90.

Wandel, Hebammengeschichte wäre auch gleich Zeitgeschichte. Dies zu erforschen soll Teil dieser Hausarbeit sein.

In der Kulturanthropologie wird Kultur als ein System von Symbolen betrachtet welches die Ideen, Überzeugungen und Werte einer Gesellschaft repräsentiert. Meiner Meinung nach ist der Beruf der Hebamme ein wichtiger Indikator für den Wandel der gesellschaftlichen Werte, da sich schon anhand der Entwicklung des Berufsbildes gesellschaftliche Überzeugungen und Ideen ableiten lassen. Die Arbeit von Frau Mißmahl und auch ihre Stellung im Zusammenspiel von Ärzten, Schwangeren, Familien und der Hebamme soll als Indikator dafür dienen, wie die gegenwärtige Gesellschaft Schwangerschaft und Geburt bewertet. Im Folgenden wird zunächst der Forschungskontext kurz dargestellt. Der Hauptteil befasst sich mit dem Interview und dokumentiert dabei zuerst die Rahmenbedingungen – die Kontaktaufnahme, das Interview selbst, die Beziehung der Interviewpartner zueinander sowie die Durchführung des Interviews. Es folgt eine Feinanalyse einiger Ausschnitte des Interviewtextes, die sich auf die alltägliche Arbeit von Frau Mißmahl beziehen. Ein besonderer Fokus liegt dabei auf der Bewertung dieses Arbeitsalltags durch die Gesprächspartnerin. Nach der Analyse möchte ich beurteilen, ob und wie die vorher genannten Arbeitsweisen unsere Kultur und ihren Wandel beschreiben. Abschließend soll die Arbeit mit einer Einordnung in den geschichtlichen Kontext und damit auch einer Beurteilung des kulturellen Wandels, der sich anhand des Beispiels Hebamme zeigen lässt.

1.1 Forschungskontext

Im 18. Jahrhundert begann die Verwissenschaftlichung der Vorgänge Geburt und Schwangerschaft und damit einher ging ein Wandel des Berufsbildes der Hebamme, auch zu bezeichnen als Medikalisierung. Medikalisierung ist ein Prozess, der den Fortschritt von Technik im Bereich der Medizin beschreibt und parallel dazu den Übergang des Bildes vom heiligen Körper aus dem Bereich der Religion, hin zum Gegenstand der Wissenschaft:

> „Geburt war für die Hebamme Natur im Sinne der griechischen Physis-Vorstellung: Natur ist das, was von selbst geschieht, das Aufgehende, das sich Zeigende. (…) Demgegenüber bezieht sich die wissenschaftliche Geburtshilfe auf die Geburt als einem Prozeß, den man hervorbringen kann, und dessen Bedingungen und dessen Ablauf man kontrollieren kann und muß.“[4]

Mit dem Fortschreiten der Technik war Geburt nicht länger etwas auf das gewartet wurde und bei dem die Hebamme schlicht helfen sollte, sondern wurde zu einem fast gefährlichen Ereignis, das der Kontrolle bedurfte und dessen Hergang gesteuert werden musste. An diesem

---

[4]   Scherzer, Ricarda: Hebammen. Weise Frauen oder Technikerinnen? Zum Wandel eines Berufsbildes. Frankfurt 1988, S. 90.

Stelle verdrängten die Ärzte die Hebammen aus ihrem Tätigkeitsbereich. Das Frauenbild, das sich parallel dazu entwickelte, sah die Frau als schwach und krank. Der Vorgang Geburt wurde Pathologisiert – das *„immer kranke Geschlecht"*[5] ließ keinen Zweifel daran, dass medizinische Betreuung vor allem während Schwangerschaft und Geburt unbedingt notwendig seien, da ihr Körper in diesen Zeiten als extrem schwach und krank gelte. In dieser Zeit begannen Ärzte die freiberuflich arbeitenden Hebammen öffentlich anzufeinden mit der Begründung, sie seien unerfahren, ungeschickt, boshaft und nachlässig. Kurz: Die Betreuung einer so genannten „Krankheit" wie der Schwangerschaft sei ihnen nicht zu zutrauen. Dieses Bild wirkte sich weiter auf die Gesellschaft aus; Frauen und Hebammen spielten nur noch am Rande eine Rolle. Die Arbeitsschritte, die früher von einer Hebamme verrichtet wurden oder sogar gar keiner Hilfe bedurften, wurden von Ärzten übernommen. Es entwickelte sich eine Abhängigkeit von der Technik, die Frauen begannen ein größeres Vertrauen in moderne Diagnostik, wie zum Beispiel den Wehenschreiber, zu entwickeln, als in ihr eigenes Körpergefühl.[6] Was uns heute so alltäglich und normal erscheint, existiert noch gar nicht so lange. Die Anzahl der Klinikgeburten war vor hundert Jahren noch sehr gering und stieg bis heute auf 99 Prozent. Die Medizin drängte sich sozusagen in den Arbeitsbereich rund um die Geburt. Die Hebammen mussten sich entweder diesem Bild fügen und sich unterordnen oder ihren Wirkungskreis erweitern – über Schwangerschaft und Geburt hinaus. Wie ist die Situation heute? Die meisten Leistungen der Hebamme werden offiziell von der Krankenkasse bezahlt – ein Zeichen dafür, dass sie ihr Expertengebiet zurückerobert hat? Dieser Kampf gegen die Medizin dauert noch immer an, was auch in der folgenden Analyse deutlich werden wird. Eine wichtige Rolle spielen auch die Vielzahl alter Mittel und Rezepturen aus Heilkunde, Akupunktur und Homöopathie, die durch die Hebamme zurück in unsere Kultur gebracht werden. Auch die „alten" Gebärpositionen aus der Antike wie Sitzen, Hocken oder Stehen sind wieder im Kommen[7] – und sehen sich damit als Ausgleich zum medizinischen Fortschritt. Was bewirken sie damit und wie wird diese Arbeitsweise in der modernen Gesellschaft aufgenommen? In dieser Arbeit möchte ich mich auch damit beschäftigen, wie die gegenwärtige Arbeit der Hebamme aussieht und was sie über unser Denken über Schwangerschaft, Geburt und Gesundheit aussagt.

---

[5]   Metz-Becker, Marita (Hrsg.): Hebammenkunst gestern und heute. Zur Kultur des Gebärens durch drei Jahrhunderte. Marburg 1999, S. 23.

[6]   Schnitzer, Anna: Zum Bedeutungswandel von Geburt und Mutterschaft. Betrachtungen eines sozialen Ereignisses. Halle-Wittenberg 2004, S.15.

[7]   Scherzer, Ricarda: Hebammen. Weise Frauen oder Technikerinnen? Zum Wandel eines Berufsbildes. Frankfurt 1988, S. 108.

2 Hauptteil

2.1 Forschungsdokumentation

Als Interviewpartnerin habe ich meine Mutter, Rita Mißmahl, gewählt, deswegen war die Interviewsituation sehr angenehm und entspannt. Sie arbeitet freiberufliche Hebamme. Für uns beide war schnell klar, dass ich diese Feldforschung mit ihr durchführen kann. Die Interviewsituation war daher sehr persönlich, angenehm und nicht beeinflusst durch distanzierte Haltung. Zum Zeitpunkt des Interviews war Rita Mißmahl 47 Jahre alt und arbeitete bereits seit mehr als zwanzig Jahren in ihrem Beruf. Nach dem Abschluss der Realschule machte sie eine Ausbildung zur Krankenschwester und nach einiger Zeit ihre Leidenschaft für das Entstehen neuen Lebens entdeckt. Eine Ausbildung zur Hebamme schloss sie an. Danach arbeitete sie zwei Jahre in einem großen geburtshilflichen Krankenhaus, um praktische Erfahrung zu sammeln, und begann in allen Bereichen der Hebammentätigkeit selbstständig zu arbeiten: angefangen bei der Betreuung in der Schwangerschaft über Beleggeburten, also einer ganzheitlichen Betreuung während Schwangerschaft, Geburt und Wochenbett, und Nachsorge. Vor drei Jahren eröffnete sie ihre eigene Hebammenpraxis im Oberbergischen Kreis.

Das Interview fand an einem Spätnachmittag in unserem Wohnzimmer statt. Die Atmosphäre war dadurch angenehm und entspannt. Trotz anfänglicher Nervosität ihrerseits, die durch die ungewohnte Gesprächssituation und das Aufnahmegerät ausgelöst wurde, entwickelte sich aus dem Interview eine entspannte Unterhaltung. Meine Einstiegsfrage nach dem Alltag einer freiberuflichen Hebamme beantwortete sie ohne zu Zögern und daraus entwickelte sich eine gute Gesprächsbasis. Im weiteren Verlauf brachte sie eigene Gedanken mit ein und vereinfachte mir, als nicht geübte Interviewerin, so den Verlauf. Für mich war es auf diese Art und Weise leichter, Fragen zu stellen und auf bestimmte Punkte näher einzugehen. Zum Beispiel darauf, inwiefern sie ihrer Meinung nach die Gesellschaft beeinflussen könne und ob sie dies auch beabsichtige. Dieser Punkt wird im Folgenden noch näher erläutert. Im Laufe der insgesamt fünfzig Minuten wurde die Frage-Antwort-Situation immer wieder durch Interaktionen beider Seiten aufgelockert. Nach der Hälfte der Zeit war die Situation so locker, dass ich meinen Notizzettel mit Fragen beiseitelegen konnte. Im Vorfeld geholfen hat mir das autobiographische Buch von der Kölner Hebamme Therese Schlundt[8] und das Werk von Jean Towler „*Midwives in history and society*"[9], in denen ich

---

[8] Astrid Roth (Hrsg.): Therese Schlundt. Geschichten einer Kölner Hebamme. Köln 2003.

mich im Vorhinein über die Geschichte und Entwicklung der Hebammen informiert habe. So konnte ich vorbereitet in das Interview starten, gezielte Fragen stellen und unnötige Abschweifungen vermeiden. Als negativ empfunden habe ich, dass die an manchen Stellen nötige, wissenschaftliche Objektivität meinerseits gefehlt hat. Sicherlich hätte ich, wäre ich objektiver und distanzierter gewesen, andere Fragen gestellt und einige Themen, die mir als unwichtig und bereits bekannt erscheinen, vertieft.

Hilfreich bei der Forschung war die Menge an Literatur, die es im Bereich Hebammenforschung bereits gibt. Ich habe viele Ausarbeitungen und Dissertationen zu dem Thema gefunden, sowie einige Bücher, die sich mit Geschichte und Entwicklung der Hebamme beschäftigen. Kulturanthropologen wie Marita Metz-Becker oder Ricarda Scherzer haben sich bereits umfassend mit der Geschichte der Hebammen befasst und ich konnte mich in ihren Werken gut informieren. Dennoch muss ich sagen, dass es wenig aktuelle Literatur zu dem Thema Hebamme gibt und vor allem der Kontext Hebamme und Kultur noch wenig erforscht ist. An der Hochschule in Osnabrück aber gibt es mittlerweile einen Studiengang „Hebammenforschung", der sich eben mit diesen und anderen Themen beschäftigt.[10] Vermutlich wird das Thema immer wichtiger, je weiter der medizinische Fortschritt schreitet und je mehr die Menschen nach einer Alternative zur Schulmedizin suchen.

2.2 Analyse des Interviews

2.2.1 Der Arbeitsalltag

Zuerst möchte ich hier auf die Textstelle eingehen, die den Arbeitsalltag von Frau Mißmahl beschreibt. Meine Frage war offen formuliert und ließ ihr viel Raum, sich frei zu äußern. Ihren Arbeitsalltag beschreibt sie wie folgt:

> „Das heißt, wenn alles normal läuft ohne Probleme, fängt mein Tag gegen acht Uhr mit telefonischer Beratung an in der Praxis, das heißt, das sind Termine mit Beratungsgesprächen, mit (hm) Schwangeren und den Ehemännern dazu (ähm)...ganz neue Frauen, die mich erst mal kennen lernen wollen, die erst mal wissen wollen, wie die (ähm) Beratung aussieht. Das ist also so'n Beratungsgespräch, dann gibt es Ernährungsberatung (...) und dann natürlich halt flexible Termine (...) [zum Beispiel] Schwangere mit Beschwerden. (...) Danach fahre ich meistens auf Hausbesuche. Das heißt ich besuche die Frauen zuhause. (...) Meistens versuche ich dann Spätnachmittags dann erst mal eine Pause zu machen um dann abends nochmal mit den Kursen zu starten."[11]

---

9   Towler, Jean: Midwives in history and society. London, Croom Helm, 1986.
10   hebammenforschung.de/ am 07.02.2010 um 14 Uhr.
11   Interview (27.12.2010) S. Anhang, S. 1.

Schon an diesem Zitat fällt die enorme Flexibilität des Arbeitsalltages auf, der sich vollkommen auf die schwangeren Frauen und ihre Bedürfnisse einstellt. Der erste Kontakt findet am Morgen während der Beratungsgespräche statt. Diese werden in der Praxis abgehalten die zu diesem Zeitpunkt jedem offen steht. Es sind zwar meist Termine zu vereinbaren, jedoch besteht auch die Möglichkeit, ohne Termin eine Beratung zu bekommen. Diese Option sei vor allem für junge oder unsichere Frauen sehr wichtig, die sich vielleicht unwohl dabei fühlen telefonisch Kontakt aufzunehmen. Frau Mißmahl betonte auch, dass das Beratungsgespräch vor allem dazu dient sich erst mal kennen zu lernen. Zwischen der Hebamme und der betreuten Frau wird also zunächst eine Beziehung aufgebaut, bevor die Beratung richtig beginnt. Ein wichtiger Aspekt ist auch, dass die werden Väter in vielen Gesprächen mit dabei sind. Das war nicht immer so, denn noch bis weit über die Mitte des 20. Jahrhunderts hinaus galt Geburt als Frauensache, mit der die Männer nur wenig zu tun hatten. Mittlerweile ist es üblich, dass der mit in den Kreißsaal kommt. Hier zeigt sich deutlich ein Wandel in der Zuweisung der Geschlechterrolle im Feld der Schwangerschaft und Geburt. Daraus folgt ein neuer Arbeitsbereich für die Hebamme, die sich seitdem nicht mehr nur um die schwangere Frau, sondern um die gesamte Familie kümmert. Ein Aspekt auf den ich später noch eingehen werde. Interessant ist auch, dass Frau Mißmahl die Ernährungsberatung als festen Bestandteil ihrer Arbeit sieht. Im späteren Verlauf des Interviews bezeichnet sie sich sogar als „Gesundheitserzieherin"[12] für die ganze Familie. Hier schon zeigen sich die Vielfalt ihrer Arbeit und die unterschiedlichen Aspekte, die diese beinhaltet. Frau Mißmahl bewertete zu diesem Zeitpunkt den Beruf Hebamme mehr als Berufung. Sie „könne nicht so arbeiten wie im Supermarkt und um vier Uhr Schluss machen."[13] Schlechte Laune oder eine Erkältung seien auch kein Grund, um mal nicht zu arbeiten. Sie habe diese Pflicht (die Frauen zu betreuen), egal ob Rücken- oder Kopfschmerzen; Kinder werden geboren und nähmen darauf keine Rücksicht.[14] Diese Einstellung habe längst nicht jede Hebamme, dabei sei sie das Wichtigste, um den Frauen und jungen Familien hilfreich und vollständig zur Seite stehen zu können. Wichtig sind auch die „Hausbesuche"[15]. Die Hebamme bewegt sich also nicht nur in ihrem eigenen Umfeld, sondern auch in der Wohnung der Patientinnen. An diesem Punkt entsteht der direkte Kontakt, nicht nur mit der Frau, sondern auch mit ihrem Leben. Sie lernt die Familie sowie deren Situation kennen und kann sich ein sehr gutes Bild von dem sozialen

---

[12] Interview (27.12.2010) S. Anhang, S. 12.
[13] Ebd., S. 4.
[14] Ebd., S. 4.
[15] Ebd., S. 1.

Umfeld machen, in welches das Kind hineingeboren wird. Ein erster Eindruck von dem Einfluss, den die Hebamme auf die Familie ausüben kann, entsteht im folgenden Zitat:

> „Ich denke mir, dass man als Hebamme sogar einen viel größeren Einfluss auf die Frau, die Familie erst mal hat, weil wir erst mal einen ganz anderen Zugang haben, durch die Hausbesuche. Dann natürlich wir in einer ganz sensiblen Phase des Schwanger-seins, des Gebärens und Eltern-Werdens die Frauen natürlich viel sensibler begleiten, als ein Arzt und natürlich einen viel sensibleren Einfluss auf die Frauen ausüben beziehungsweise nicht nur auf die Frau selbst, sondern auch auf den Mann und das Kind." [16]

2.2.2 Die „Gesundheitserzieherin"

Die Beratung geht also in den meisten Fällen über die Schwangerschaft hinaus, betrifft beispielsweise Ernährung, Familienverhältnisse und auch Wohnverhältnisse. Schwangere Frauen seien in dieser Lebensphase „auch offen halt um ihren Lebenswandel zu ändern und ihren Lebensstil zu ändern und sich dem Gesunden und Guten zuzuwenden." [17] Dieses „Gesunde und Gute" ist es also, was die Hebamme mit ihrer Arbeit zu vermitteln versucht. In diesem Punkt gelangt sie auch wesentlich in Konflikt mit der Medizin, die laut Frau Mißmahl immer nur auf der Suche nach dem Krankhaften sei und nicht die gesunde Schwangere im Sinn habe:

> „Heutzutage ist es auch so, dass manche Frauen sich beschweren, dass der Arzt sie sozusagen als Leibeigene behandelt und nicht will, dass sie mit anderen Ärzten oder der Hebamme spricht. Das Konkurrenzdenken ist da schon da." [18]

Die Aufgabe der Hebamme sei es, den Frauen diese besondere Zeit ihres Lebens so normal wie möglich zu gestalten und so wenig wie möglich in diesen natürlichen Prozess einzugreifen. Viele Dinge könnten effektiver und schonender mit einer kleinen Änderung der Ernährung oder des Lebenswandels korrigiert werden, anstatt den Körper mit chemischen Medikamenten zu behandeln. Dieser Punkt ist besonders interessant für die Kulturanthropologie, denn hier zeigt sich das Bild welches die Gesellschaft immer noch von Schwangerschaft hat: die schwangere Frau gilt als krank und muss bestmöglich geschont und behandelt werden. Als gutes Beispiel nannte Frau Mißmahl in einem späteren Gespräch die Nahrungsergänzungsmittel, die Frauen nach und während der Schwangerschaft verschrieben und empfohlen bekommen. „Die gibt es oft auch im herkömmlichen Handel halt zu kaufen und daher kaufen die Frauen einfach irgendwas ohne sich durchzulesen, was drin ist." [19] So erkannte Frau Mißmahl beispielsweise einen Zusammenhang zwischen häufig auftretender Schwangerschaftsdiabetes, und der hochdosierten Aufnahme von Nahrungsergänzungmitteln,

---

[16]   Interview (27.12.2010) S. Anhang, S. 2.
[17]   Ebd., S. 3.
[18]   Ebd., S. 3.
[19]   Ebd., S. 13.

die „ausdrücklich nur vom Arzt empfohlen werden und auch durch eine gesunde Ernährung halt ersetzt werden könnten."[20] Eine Meinung, die sich zu Beginn des 18. Jahrhunderts entwickelt hat. Der Fortschritt in der Medizin und die zunehmende Medikalisierung bezog schließlich auch die Geburt mit ein. Das Bild der *„Krankheit Frau"*[21] hat sich in unserer Kultur bis heute erhalten, wie man an den Ausführungen von Frau Mißmahl erkennen kann:

> „Ein Mediziner ist immer auf der Suche nach Krankhaftem und da stoßen wir (ähm) einfach zusammen. Das ist einerseits (ähm) dieses, diese starke Suche nach Komplikationen, nach Risiken, (ähm) von der Hebammenseite ist es genau das Gegenteil, wir versuchen alles wirklich möglichst als gesund als normal die Schwangerschaft anzusehen und natürlich darauf auch die Schwangere zu beeinflussen, dass sie halt einen gesunden Lebenswandel führt. Da kommen wir dann zum Beispiel auch in Konflikt halt auch mit bestimmten Medikamenten und Nahrungsergänzungsmitteln, die von Ärzten oft sehr pauschal halt verschrieben werden (…)."[22]

Ricarda Scherzer formulierte den Übergang vom traditionellen zum modernen Berufsbild der Hebamme folgendermaßen: „Der Fortschritt in der wissenschaftlichen Geburtslenkung transformierte die Geburt selbst aus einem natürlichen, spontanen Ereignis in einen kontrollierten Vorgang, die programmierte Geburt."[23] In einer Gesellschaft in der Technik und Fortschritt den Alltag bestimmen und es darauf ankommt, möglichst schnell und effizient zu arbeiten und jeden einzelnen Vorgang zu programmieren und kontrollieren, fehlt dem Mediziner die zeitliche Kapazität, um sich ganzheitlich mit der Patientin zu beschäftigen. Genau diese Komponente ist es aber, die den Beruf der Hebamme so wichtigmacht und prägt: die Zeit. Gute Betreuung braucht Zeit und Heilung auch, vor allem, wenn es um ein neues Leben geht. Frau Mißmahl sieht sich an dieser Stelle als eine Art Ruhepol in der Gesellschaft; als Gegenpol zu Technisierung und einer Kultur die jegliche Krankheit mit Aspirin Komplex zu behandeln versucht:

> „Aber die Menschen sind gewohnt, sehr viel zu sich zu nehmen, und ganz besonders halt sehr viel Chemie auch zu sich zu nehmen und von der Chemie halt sich Gesundheit zu wünschen oder zu erhoffen, aber umso weniger halt von so einem kleinen Tee vielleicht."[24]

Dieses Zitat lässt sich sehr gut anknüpfen an das, was Eberhard Wolff bereits in seinem Aufsatz *„Volkskundliche Gesundheitsforschung, Medikalkultur – und „Volksmedizin"-*

---

[20] Interview (27.12.2010) S. Anhang, S. 13.
[21] Metz-Becker, Marita (Hrsg.): Hebammenkunst gestern und heute. Zur Kultur des Gebärens durch drei Jahrhunderte. Marburg 1999.
[22] Interview (27.12.2010) S. Anhang, S.3.
[23] Scherzer, Ricarda: Hebammen. Weise Frauen oder Technikerinnen? Zum Wandel eines Berufsbildes. Frankfurt 1988.
[24] Interview (27.12.2010) S. Anhang, S. 4.

Forschung"[25] erläutert hat: den Konflikt der professionell-wissenschaftlich orientierten Medizin und der alternativorientierten Bewegung. Er formuliert das Problem der „Zwei-Kulturen-These" und dem daraus resultierenden Problem, dass die Bevölkerung oft ohne zu reflektieren und zu fragen Wissensbestände und Denkweisen der Schulmedizin adaptiert und übernimmt. An Frau Mißmahls Ausführungen über die Nahrungsergänzungsmittel, begründet sich diese These. Es wird deutlich, dass die schwangeren Frauen gerne zunächst dem Arzt vertrauen, dabei gäbe es oft auch Alternativen die vielleicht sogar weniger schädlich wären.

Seit knapp zwanzig Jahren seien die Hebammen aber wieder auf dem Vormarsch was die Betreuung von Schwangere angeht und versuchen die Frauen wieder an das Natürliche zu erinnern, dass sie Gebären können ohne Technik und „ohne irgendwelche Hilfsmittel, ohne Wehenmittel, ohne halt feste Termine"[26]. Aufgabe sei es die Wahrnehmung der Frauen von Schwangerschaft und Geburt wieder zu sensibilisieren. Aktuell ist diese mehr geprägt von moderner Diagnostik als von der eigenen Empfindung, Schwangere vertrauen mehr auf den Wehenschreiber, als auf das was sie selbst fühlen. Hier zeigt sich, wie viel mehr hinter dem Beruf einer Hebamme steht. In der Definition des Berufes der Weltgesundheitsorganisation ist dies auch bereits vermerkt: „Die Hebamme hat eine wichtige Aufgabe bei der Gesundheitsberatung und -erziehung nicht nur der Frauen, sondern auch in der Familie und in der Gemeinde."[27] So sieht sich auch Frau Mißmahl.

Ein weiterer interessanter Bestandteil ihrer Arbeit ist die Aufklärungsarbeit:

> „…wir gehen auch als Hebammen in die Schulen und sprechen halt mit den heranwachsenden Frauen, mit den kleinen Mädchen halt und klären die auf über ihre Regel, über (…) Hygiene und dann natürlich auch die Verhütungsmaßnahmen, die ja auch einen sehr sehr wichtigen Teil ausmachen."[28]

Ein Bestandteil der noch nicht lange zu den Aufgaben einer Hebamme gehört, an dem sich der kulturelle Wandel ihrer Arbeit aber sehr deutlich zeigt. Noch vor zwanzig Jahren wäre es wahrscheinlich undenkbar gewesen, dass eine Frau in einem Klassenraum mit achtjährigen Kindern einen Geburtsvorgang nachsimuliert[29] oder ihnen erklärt wo sie herkommen und was Geschlechtsverkehr bedeutet. In der heutigen Zeit jedoch in der immer freizügiger mit dem Thema Sexualität umgegangen wird, ist es sinnvoll und wichtig, die Kinder schon früh darauf vorzubereiten. Schließlich gehört der Aspekt der Hygiene auch zur Gesundheitserziehung

---

[25]   Wolff, Eberhard: Volkskundliche Gesundheitsforschung, Medikalkultur- und "Volksmedizin"-Forschung. In: Rolf W. Brednich (Hg.): Grundriß der Volkskunde. Dritte, überarbeitete und erweiterte Auflage, Berlin: Reimer 2001, S. 617-635.
[26]   Interview (27.12.2010) S. Anhang.
[27]   http://www.familienhandbuch.de/cmain/f_Aktuelles/a_Gesundheit/s_214.html, am 17.01.2011, 9 Uhr.
[28]   Interview (27.12.2010) S. Anhang, S. 12.
[29]   Bei einer solchen Simulation fungiert beispielsweise ein Krabbeltunnel als Gebärmutter, durch welche die Kinder hindurchklettern sollen, um den Geburtsvorgang noch einmal bewusst durchzugehen.

dazu. Die Arbeit der Hebamme beginnt beim kleinen Mädchen und begleitet sie bis in die Wechseljahre:

„Also das heißt einfach dass wir halt die Frau halt rund um Sexualität und Frau-sein begleiten, dass wir sie im ganzen Bereich, vom kleinen Mädchen an von der ersten Regel an bis zur letzten Regel an begleiten."[30]

2.2.3 Die Ratgeberin

Neben dem Aspekt der Gesundheitserziehung und Familienbetreuung ist sie eine Ratgeberin in allen Lebenslagen für die Frau. Das gehe von der Misshandlung der Mutter seitens des Partners über Hilfe bei finanziellen Schwierigkeiten bis hin zu Fragen zu Kindeserziehung und Wechseljahren. So umfangreich und vielseitig also wie kein Arzt seine Patienten betreuen kann. Das liege vor allem auch daran, dass sie ein viel umfangreicheres und weiteres Wissen habe, als ein Arzt, der auf ein bestimmtes Gebiet spezialisiert ist:

„Wir sind eben nicht so fokussiert auf einen Bereich (…) Ein Arzt ist zum Beispiel sehr spezialisiert, zum Beispiel mit Lungenproblemen gehst du zum Lungenarzt oder mit Hautproblemen zum Hautarzt und dass ist, was man uns vorwirft. „Hebammen reden halt viel", sagen viele Ärzte und werfen uns halt Unprofessionalität vor. Wir wollen keine Fachidioten sein, wir wollen ein breites Spektrum haben in einem großen Bereich und in allen Situationen beraten können. Das ist, was bei uns am Meisten kritisiert wird."[31]

Die Hebamme ist in einer Kultur in der das Individuum immer weniger Beachtung findet, die Person, die die Nachbarschaftshilfe von früher ersetzt. Und hier lässt sich auch der Bogen zurück zu den Anfängen dieses Berufsbildes schlagen. Die Hilfe bei der Geburt war früher eine Art Nachbarschaftshilfe. Jene Frauen die sich in der Geburtshilfe hervorhoben, wurden von der Gemeinschaft der verheirateten Frauen in den Dörfern zu Gemeindehebammen gewählt. Es sollten Frauen sein denen man sich anvertrauen konnte, sie brauchten medizinisches Wissen und eine große geburtshilflicher Erfahrung. Heute sucht sich die schwangere Frau eine Hebamme in ihrem näheren Umfeld. Sie muss sie bei Beginn der Betreuung nicht kennen. Frau Mißmahl betont extra, dass sie sich Zeit nimmt, um Frau und Familiensituation kennen zu lernen. Das unterscheide sie auch gerade von anderen Berufen: „Welcher Berufszweig nimmt sich schon so viel Zeit für seine Kunden? Klar, dass da auch jeder ein Teil von diesem Kuchen ab haben möchte." Besonders bemerkbar mache sich, dass in den letzten Jahren der Mann vermehrt in den Bereich der Schwangerschaft vorgedrungen sei. Es sei nicht mehr nur die Schwangere, die sich ihre Hebamme aussuche, sondern der Mann habe mittlerweile auch sehr viel Einfluss in diesem Bereich. Dass sehe sie selbst auch als klaren sozialen Wandel der Gesellschaft, betont Frau Mißmahl:

---

[30] Interview (27.12.2010) S. Anhang, S. 12.
[31] Ebd., S. 13.

„Es fällt mir seit einigen Monaten sehr stark auf, dass die Männer sehr sehr stark in das Thema (ähm) Verhütung, Frauen, Gesundheit, Schwangerschaft besonders, Geburt und (ähm) Kind und (ähm) das Kind versorgen involviert sind und es für die Männer viel viel wichtiger ist halt Bescheid zu wissen, aufgeklärt zu sein, dass ich manchmal das Gefühl habe dass sie teilweise das Kind halt am liebsten selber stillen würden, anstatt das der Frau zu überlassen. Dass sie am liebsten selbst das Nachfühlen würden, wie die Wehe funktioniert und vielleicht sogar halt, wenn man ganz vorne anfängt sogar halt selber die Tage gehabt hätten.“[32]

Dieser Aspekt wirkt sich auch auf die Arbeit der Hebamme aus. Die Beratung müsse auf den Mann abgestimmt werden, zeitlich und auch fachlich. Er will aufgeklärt werden über jede Einzelheit, auch über Dinge, die für die schwangere Frau selbst gar keine Frage seien. Es sei inzwischen normal, dass sie manchmal bis zu zwei Stunden für einen Hausbesuch einplanen muss, weil sie die Fragen des Mannes auch mit einkalkulieren muss. Diese beziehen sich mittlerweile nicht mehr nur auf Schwangerschaft und Geburt, sondern auch auf die eigene Gesundheit. Die Ernährungsberatung interessiere auch den Mann und somit verschiebt sich der Kundenkreis der Hebamme von Mutter und Kind auf die gesamte Familie.

2.3 Einordnung in den geschichtlichen Kontext

Die berufsmäßige Hebamme gibt es in Deutschland erst mit Beginn der Verstädterung im 18. Jahrhundert. Vorher war die Hebamme an sich kein spezifischer Beruf, sondern die „Geburtshilfe stellte einen Akt solidarischer Hilfe unter Frauen dar, aus der sich einige als Spezialistinnen hervortaten. Die Hebamme wurde gerufen, wenn bei einer Geburt Komplikationen auftraten.“[33] Diese Spezialistin lernte ihr Handwerk aus der Erfahrung, die sie bei verschiedenen Geburten sammelte und gab dieses teilweise an jüngere Frauen weiter. Dadurch wurden Großteils Techniken weitergegeben, aber auch ein großes Stück Kultur und Tradition. Denn jede Arbeitsweise spiegelt ein gewisses Gesellschaftsbild wider, das zum Teil durch die Weitergabe erhalten bleibt. Ich beziehe mich im Folgenden auf einen Aufsatz von Anna Schnitzer[34], die auf der Grundlage von Gernot Böhmes Aufsatz „Wissenschaftliches und lebensweltliches Wissen am Beispiel der Verwissenschaftlichung der Geburtshilfe" die Verwissenschaftlichung der Geburtshilfe unter dem Aspekt wissenschaftlichen versus lebensweltliches Wissen untersucht. Als das Lebensweltliche Wissen wird von Gernot Böhme das Wissen bezeichnet, welches sich die Betroffenen, in diesem Fall die Hebammen, durch

---

[32]   Interview (27.12.2010) S. Anhang, S. 13.
[33]   Vgl. Scherzer, Ricarda: Hebammen. Weise Frauen oder Technikerinnen? Zum Wandel eines Berufsbildes. Frankfurt 1988, S. 13.
[34]   Schnitzer, Anna: Zum Bedeutungswandel von Geburt und Mutterschaft. Betrachtungen eines sozialen Ereignisses, Halle Wittenberg 2004.

Erfahrung angeeignet habe.[35] Hebammen waren also im Mittelalter Trägerinnen eines solchen „lebensweltlichen Wissens". Sie trugen dazu bei, dass ein Teil der Kultur weitergegeben wurde und somit erhalten blieb. Dazu gehörte auch, dass Frauen, die anderen bei der Geburt behilflich waren, selbst schon Kinder hatten und mit dem Vorgang der Geburt vertraut waren. Sie waren so Expertinnen auf ihrem Gebiet, das sich nicht nur auf die Geburt und die Schwangerschaft, sondern generell auf die Gesundheit bezog. Wie sieht die Situation aktuell aus? Ein entscheidender Unterschied ist die Ausbildung der Hebammen heute. Sie wurde weitestgehend verstaatlich, findet an Schulen statt und das Wissen, das gelehrt wird ist, geprüft und kontrolliert worden. Praktische Erfahrungen werden zwar – beispielsweise im Rahmen von Praktika – auch gesammelt, jedoch nicht mehr in der Dimension, wie früher. Die Hebammenschülerinnen bekommen viel ärztliches Wissen vermittelt, werden also von vornherein auf eine bestimmte Schiene gelenkt. Der kulturelle Teil, den eine Hebamme früher lernte ist kaum noch vorhanden denn immer noch wird der Bereich Geburt stark von den Ärzten bestimmt. An anderer Stelle taucht jedoch dieser kulturelle Wert, der weitergegeben wird, wieder auf: In der praktischen Arbeit. Die Empfänger sind jetzt die betreuten Familien. Am Beispiel von Frau Mißmahl könnte das so aussehen: Sie besucht eine Familie und bemerkt einen ungesunden Ernährungsstil des Vaters. Sie könnte dies ignorieren, da sich ihre Arbeit lediglich auch Mutter und Kind bezieht. Das tut sie aber nicht, sondern sie beschäftigt sich mit der gesamten Familienkonstellation, klärt den Vater über seine Vorbildsituation auf und gibt Tipps für eine bessere Ernährung. Somit gibt sie ihr Wissen zwar nicht mehr wie früher an ihre Kolleginnen, dafür aber direkt an die Familie und somit uns als Gesellschaft, weiter.

---

[35] BÖHME, Gernot: Wissenschaftliches und lebensweltliches Wissen am Beispiel der Verwissenschaftlichung der Geburtshilfe. In: KZfSS, Sonderheft 22/1980, S. 445-463.

3 Fazit

Mein Fazit aus dieser Arbeit möchte ich beginnen mit den Worten, mit denen der Bund deutscher Hebammen (BDH) die Hebamme bezeichnet:

„Damit nimmt die Hebamme eine Lotsenfunktion ein, die einer Überversorgung von normalen Schwangeren entgegenwirkt und „Risiko-Frauen" einer angemessenen Behandlung zuführt."[36]

In dem hier analysierten Interview zeigt sich, dass sie nicht nur besagten wichtigen Teil zur Schwangerenversorgung leistet, sondern nebenher auch bei Ehemännern und Kindern Aufklärungsarbeit, Gesundheitsarbeit und Ernährungsberatung. Sie sieht Frau und Familie als Gesamtbild, sieht die Gesundheitssituation, die Familiensituation und auch teilweise die Finanzielle. Sie macht es sich zur Aufgabe in allen diesen Bereichen zu helfen, so gut, wie sie es eben kann und mit den Mitteln, die ihr zur Verfügung stehen. Ihr Arbeitsalltag ist flexibel, um bestmöglich auf spontane Beschwerden der Patientinnen reagieren zu können und um sich für jede einzelne genügend Zeit zu nehmen. Sie lässt sich nicht beeinflussen von ärztlichen Meinungen, forscht selbst nach Krankheitsursachen und -bildern und versucht diese zu behandeln – ganzheitlich. Anhand ihres Aufgabenbereiches zeigt sich, dass für unsere Kultur das Thema Gesundheit immer wichtiger wird. Und zwar im Sinne von Natürlichkeit und weniger im Sinne der Technik. Wir müssen lernen, wieder mehr auf unseren eigenen Körper zu hören, als auf Medizintechnik und Ärzte. Außerdem wurde anhand des Interviews deutlich, dass es zwei zentrale Aspekte in ihrer Arbeit gibt, die sich in den letzten Jahrzehnten neu entwickelt haben: die Betreuung des (Ehe-)Manns und die Aufklärungsarbeit mit Kindern. Es zeigte sich, dass das Berufsbild Hebamme im Laufe der Geschichte viele Veränderungen durchmachen musste, verursacht durch Fortschritt und Medikalisierung. Dadurch ergaben sich Probleme, wie der neue extreme Einfluss des Mannes auf alles, was mit Geburt und Schwangerschaft zu tun hat und die medizinische Technik, die den Frauen ihr Vertrauen auf eigene Gefühle nimmt. Zusammenfassend ist zu sagen, dass mittlerweile eine Rückbesinnung auf „alte" Methoden und Gebräuche zu beobachten ist. Natürlichkeit wird wieder angestrebt. Die Hebamme ist dabei das Bindeglied zwischen Medizin und Patient. Meiner Meinung nach ist den Hebammen in den letzten zwanzig Jahren ein Fortschritt gelungen. Sie konnten sich zumindest zum Teil in der Betreuung der Frauen sowie der Geburtshilfe wieder durchsetzen. Das Interview als Forschungsgegenstand hat sich für dieses Thema als sehr hilfreich erwiesen.

---

[36]   http://www.geburtskanal.de/index.html?mainFrame=http://www.geburtskanal.de/Wissen/Hebammen/Sc hwangerenVorsorge.php&topFrame=http://www.geburtskanal.de/Advertising/BannerTop_Random.htm l?Banner= am 21.01.2011 um 20 Uhr

Für weitere Forschungen wären Gespräche mit älteren Hebammen interessant, um den Aspekt der Entwicklung zu verdeutlichen, aber auch eine Gegenüberstellung mit einem Arzt wäre ein weiterer interessanter Ansatzpunkt. Spannend wäre auch die Beobachtung einer von Frau Mißmahl betreuten Familie, im Hinblick auf die Veränderungen die nach der Kontaktaufnahme mit ihr auftraten. Schlussendlich muss ich meinem anfänglichen Zitat von Papst Pius XII. Recht geben – der Teil den die Hebamme zu diesem Werk, dem Entstehen neuen Lebens leistet, ist enorm. Sie sorgt nicht nur dafür, dass schon bevor das Kind geboren wird die Verhältnisse geklärt werden und die Familie perfekt vorbereitet wird, sie spielt auch im weiteren Leben des Kindes eine wichtige Rolle – sei es in der Erziehung, Ernährung oder Aufklärung. Und egal, wie weit die Technik fortschreitet – ein beruhigendes Wort bei starken Wehen oder eine ruhige Hand in Stresssituationen kann keine Maschine ersetzen.

4 Quellen- und Literaturverzeichnis

4.1 *Quellen*

- Interview mit Rita Mißmahl am 27.12.2010.
- Schlundt, Therese/ Roth, Astrid (Hrsg.): Geschichten einer Kölner Hebamme. 1. Auflage, Köln 2003.
- http://www.familienhandbuch.de/cmain/f_Aktuelles/a_Gesundheit/s_214.html am 17.01.2011 um 9 Uhr
- http://www.geburtskanal.de/index.html?mainFrame=http://www.geburtskanal.de/Wiss en/Hebammen/SchwangerenVorsorge.php&topFrame=http://www.geburtskanal.de/ Advertising/BannerTop_Random.html?Banner= am 21.01.2011 um 20 Uhr

4.2 *Sekundärliteratur*

- Böhme, Gernot: Wissenschaftliches und lebensweltliches Wissen am Beispiel der Verwissenschaftlichung der Geburtshilfe. In: KZfSS, Sonderheft 22/1980, S. 445-463.
- Wolff, Eberhard: Volkskundliche Gesundheitsforschung, Medikalkultur- und "Volksmedizin"-Forschung. In: Rolf W. Brednich (Hg.): Grundriß der Volkskunde. Dritte, überarbeitete und erweiterte Auflage, Berlin: Reimer 2001.
- Metz-Becker, Marita (Hrsg.): Hebammenkunst gestern und heute. Zur Kultur des Gebärens durch drei Jahrhunderte. Marburg 1999.
- Scherzer, Ricarda: Hebammen. Weise Frauen oder Technikerinnen? Zum Wandel eines Berufsbildes. Frankfurt 1988.
- Schmidt-Lauber, Brigitta: Das qualitative Interview oder: Die Kunst des Reden-Lassens. In: Göttsch, Silke/Lehmann, Albrecht (Hg.): Methoden der Volkskunde - Europäische Ethnologie. 2. Auflage, Berlin 2007, S. 169-188.
- Schnitzer, Anna: Zum Bedeutungswandel von Geburt und Mutterschaft. Betrachtungen eines sozialen Ereignisses, Halle Wittenberg 2004.
- Towler, Jean: Midwives in history and society. London/Croom Helm 1986.

5 Anhang

Interviewprotokoll vom 27.12.2010 mit Rita Missmahl, freiberufliche Hebamme

Maren: Als erstes würde ich dich gern fragen, wie dein Arbeitsalltag aussieht, dass du ihn ein bisschen beschreibst. Wie du deinen normalen Arbeitsalltag gestaltest. Wie du deinen Tag planst und, ja, was du machst praktisch

Rita: Also mein Arbeitsalltag sieht sehr individuell aus. Das heißt: ich bin nicht angestellt, ich bin eine freiberufliche Hebamme, ich kann also selber bestimmen wann ich morgens anfange und wann ich abends ende. Es gibt natürlich auch Situationen wo ich das nicht selbst bestimmen kann, wo ich einfach feste Termine habe oder die Frauen wehen haben oder es Komplikationen gibt oder Probleme gibt wo ich dann auf jeden Fall meinen ganzen Terminplan wieder ändern muss. Das heißt, wenn alles normal läuft ohne Probleme, fängt mein Tag gegen acht Uhr mit telefonischer Beratung an, danach ab neun Uhr fängt meine Sprechstunde an in der Praxis, das heißt, das sind Termine mit Beratungsgesprächen, mit (ähm) Schwangeren und den Ehemännern dazu (ähm) ganz neue Frauen, die mich erst mal kennen lernen wollen, die erst mal wissen wollen wie die (ähm) Betreuung aussieht. Das ist also so'n Beratungsgespräch, dann gibt es Ernährungsberatung noch mal dazu als fester Bestandteil der Sprechstunde und dann natürlich halt als flexible Termine noch mal die dann dazwischen geraten halt so halt (ähm) Schwangere mit Beschwerden, die dann eventuell auch spontan anrufen und nach einem Termin fragen und dann in die Praxis kommen um dann die Beschwerden zu lindern. Das sind so die Bestandteile der Sprechstunde in der Praxis. Danach fahr ich meistens auf Hausbesuche. Das heißt ich besuche die Frauen zuhause. Das kann sein, dass das eine Schwangere ist, die halt nicht aufstehen darf und eventuell Bettruhe einhalten muss, oder kein Auto hat und es dann halt (ähm) umständlicher wäre mit dem Bus zu fahren, da fahr ich dann zu ihr nach Hause. Oder halt dann ganz besonders auch die Frauen, die schon entbunden haben, die mit dem Kind schon zuhause sind und die dann halt je nachdem halt wie lang es nach der Geburt ist, jeden Tag von mir besucht werden. Dann…(ähm)… das erstreckt sich meist bis in den Nachmittag hinein, dazwischen kommen natürlich immer wieder mal telefonische Beratungen dazwischen, eventuell auch noch mal ein Termin in der Sprechstunde, je nachdem was noch an Problemen halt hinzukommt. Meistens versuche ich dann Spätnachmittags dann erst mal ′ne Pause zu machen um dann abends noch mal halt mit den Kursen zu starten. Abends fangen meistens dann halt die Kurse an, ob das Geburtsvorbereitung oder (hmm) Rückbildungsgymnastik ist (ähm) diese Kurse finden fast immer abends statt. So Babymassage die finden vormittags statt. (ähm) Aber abends geht dann halt auch mein Alltag weiter. Eventuell auch mal anschließend halt eventuell Schwangere die noch Wehen haben abends oder einen Blasensprung, die dann halt noch mal in die Praxis kommen, oder von mir aufgesucht werden um noch mal zu schauen, ob da eventuell die Geburt im Gange ist. Also das wäre so ein normaler Alltag.

Maren: Jetzt (ähm) klingt das ja nach…ziemlich vielfältig. (ähm) Ich hab in Büchern gelesen von Hebammen von früher, die praktisch ab dem Zeitpunkt erst dann aktiv waren, als die Frau praktisch IN den Wehen gelegen hat. (ähm) Was du machst ist ja was um die Geburt herum passiert und es gibt ja heute auch die Hebammen, die im Krankenhaus arbeiten und dann praktisch die Entbindung selber machen. Kann man das…also, kann man das einteilen sozusagen heutzutage, dass es zwei Arten von Hebammen gibt, die praktisch Vor-und Nachsorge machen und die die nur die Geburt machen beziehungsweise, warum machst du nicht das, die Geburt am Krankenhaus?

Rita: Man kann sagen, also es gibt vier Arten von Hebammen. Also erst mal die freiberufliche Hebamme, die wirklich nur halt selbstständig arbeitet, die in der Vor und Nachsorge arbeitet. Dann gibt es die freiberufliche Hebamme, die Vor-/Nachsorge macht und dann zusätzlich noch mal die Hausgeburt. Und dann gibt's noch mal die angestellten Hebammen, die praktisch nur im Kreißsaal arbeiten und die angestellten Hebammen, die sich noch ein bisschen Selbstständigkeit beibehalten haben. Also das wären im Grunde genommen so vier verschiedene Möglichkeiten die man so als Hebamme hat. (ähm)

Maren: welche von den Vieren ist diejenige, die sich am meisten auswirkt, beziehungsweise welche von den vier Frauen hat am meisten Auswirkungen auf die Schwangere Patientin?

Rita: Das ist sicherlich dann die Hebamme, die dann die Vor – und Nachsorge macht, also die freiberufliche Hebamme die dann die Hausgeburt auch ausführt. Das ist halt so das (ähm) Kompaktpaket halt, du lernst die Frau bei dem Schwangerschaftstest kennen, betreust sie die ganze Schwangerschaft durch, hilfst ihr bei der Geburt und betreust sie dann weiterhin bis das Baby ein bisschen größer ist. Das ist so der ganze Lauf der Schwangeren bis zum Kind.

Maren: Das ist das, was du auch machst?

Rita: Das nicht, weil ich ja die Hausgeburt nicht…

Maren: Ja ok, stimmt, du machst die Hausgeburt nicht. Aber was ich so mitkriege betreust du. ja auch die Frauen auch insoweit, dass du sie ein ganzes Stück begleitest.

Rita: Ja, genau also oft, nicht oft, aber es kommt schon vor, dass die Frauen mich vor der Schwangerschaft mich schon aufsuchen und anrufen, die dann wissen wollen wie sie halt am schnellsten schwanger werden können oder wie sie das berechnen können, die dann auch zum Schwangerschaftstest zu mir kommen, und wir den Test zusammen machen, und dann halt die ersten Untersuchungen anleiten und dann natürlich halt auch die Begleitung uns überlegen.

Maren: Ja, Moment ich muss mal kurz unterbrechen…. (ähm), trotzdem ist es ja praktisch so, also obwohl du die Hausgeburt nicht machst, dass die Frau vorher zu dir kommt mit dem Schwangerschaftstest und, beziehungsweise, oder auch mit dem Wunsch, schwanger zu sein und (ähm) dir dann praktisch auch dir eine ganze Menge Vertrauen entgegen bringen muss, in der Ganzen Sache.

Rita: Genau.

Maren: Und dann ist es ja auch so, dass du (ähm), mit oder beziehungsweise, hast du das Gefühl, dass du mit vielen Dingen, die du tust oder sagst die Frauen gut beeinflussen kannst, also dass du praktisch eine Person bist wie, wie ein Arzt, auf den die Leute auch hören, fachmännisch gesehen?

Rita: Ja, ganz bestimmt. Ich denk mir, dass man als Hebamme sogar einen viel größeren Einfluss auf die Frau, die Familie erst mal hat, weil wir erst mal halt einen ganz anderen Zugang haben, durch die Hausbesuche, Dann natürlich wir in einer ganz sensiblen Phase des Schwanger-seins, des Gebärens und Eltern -werdens die Frauen natürlich viel sensibler begleiten, als ein Arzt und natürlich einen viel intensiveren Einfluss auf die Frauen einüben, beziehungsweise nicht nur auf die Frau selbst sondern auch auf den Mann auch und das Kind. Heutzutage ist es auch so, dass manche Frauen sich beschweren, dass der Arzt sie sozusagen als Leibeigene behandelt und nicht will, dass sie mit anderen Ärzten oder der Hebamme spricht. Das Konkurrenzdenken ist da schon da.

Maren: Geht der Einfluss manchmal, beziehungsweise ich weiß es ja, weil ich es mitkriege, der Einfluss über die Schwangerschaft hinaus?

Rita: Ja auf jeden Fall.

Maren: … dass es sich aufs Familienleben oder generell aufs Leben der Frau auch auswirken kann, wenn du siehst dass die Frau beispielsweise Kettenraucher ist?

Rita: Ja ganz bestimmt. Das ist ja so, also das ist ja auch das Thema halt auch grade zum Beispiel in der Frühschwangerschaft, dass wir halt auch zusammen durchleuchten, wie sieht der normale Alltag der Schwangeren und der Familie aus, zum Beispiel was halt was Rauchen betrifft, Alkohol, Drogen oder halt auch (ähm) Ernährung besonders auch, dass wir das dann untersuchen und besprechen halt, was ist gut.. Und Frauen sind halt in dieser Phase der Schwangerschaft auch sehr sensibel für alles was mit Gesundheit zu tun hat. Das heißt sie sind offen, sie sind auch offen halt um ihren Lebenswandel zu ändern und ihren Lebensstil zu ändern und sich dem Gesunden, dem Guten sich zuzuwenden. Das sie halt auch grade, was auch Sport betrifft eventuell oder ihren Körper an sich einfach zu versuchen da gesund zu halten und (ähm) gesund zu erhalten.

Maren: (ähm)… gibt es da, beziehungsweise gab es da Auseinandersetzungen mit Ärzten zum Beispiel wenn man als Hebamme jetzt grade nicht so angesehen ist und irgendwelche Tipps gibt und die von Ärzten nicht so angenommen werden?

Rita: Ja, ganz bestimmt. Das ist ja so, dass wir als Hebammen ja mehr halt, also wir sind ja nicht so medizinisch ausgerichtet, also ja natürlich auch, aber bei uns im Mittelpunkt steht halt bei uns die gesunde Schwangere und eine gesunde Familie, das heißt natürlich auch die junge Familie so zu begleiten, dass sie (ähm) auf der gesunden Seite bleiben. Ein Mediziner ist immer auf der Suche nach Krankhaftem und da stoßen wie (ähm) einfach zusammen. Das ist einerseits (ähm) dieses, diese starke Suche nach Komplikationen , nach Risiken, (ähm) von der Hebammenseite ist es genau das Gegenteil, wir versuchen alles wirklich möglichst als gesund als normal die Schwangerschaft anzusehen und natürlich darauf auch die Schwangere zu beeinflussen, dass sie halt einen gesunden Lebenswandel führt. Da kommen wir dann zum Beispiel auch in Konflikt halt auch mit bestimmten Medikamenten und Nahrungsergänzungsmitteln, die von Ärzten oft sehr pauschal halt verschrieben werden, wo wir sagen, vieles kann man ganz natürlich mit, eventuell mit einer leichten Änderung des Lebensstils oder der Ernährung halt (ähm) ja beeinflussen. Ohne dass man sofort was einnehmen muss.

Maren: Das ist ja das was, also was generell immer was bei Hebammen das Problem gewesen ist: Die Diskrepanz zwischen Mediziner und Hebamme, was ja in der Geschichte generell auseinander gegangen ist. (ähm) Früher oder beziehungsweise es gab ja mal eine Zeit in der Hebammen dann sehr verteufelt worden sind, weil sie sich auf die natürlichen Sachen berufen haben. Ist das heute noch so? Das sie negativ dastehen als Kräuterhexe oder so was?

Rita: Also erst mal ist es so, dass es in der Geschichte halt Hebammen immer sehr gut angesehen waren, weil die einfach ein großes Wissen halt über den Körper hatten, und über die Gesundheit, Krankheit und Gesundheit und dann halt auch ihre Mittelchen natürlich dazu hatten. Zum Beispiel sehr viel mit Kräutern sich auskannten und damit auch zum Beispiel nicht nur Schwangere und dann halt Kinder behandelt haben, sondern halt oft auch die anderen Leute halt auch mit behandelt haben. Dadurch hatten sie schon ein großes Ansehen einerseits, und grade auch im halt im Vergleich zu einem Arzt auch, dass die das normale Volk zum Beispiel eher eine Hebamme kontaktiert hätte als eine Arzt, weil die einfach auch zu teuer waren und die Ärzte auch früher nicht so ein großes Wissen hatten wie die Hebammen, also grad was Kräuter auch betraf., Aber das führte dann natürlich auch dazu, dass man sie dann verteufelt hat, weil man ja dachte, das kann doch nicht sein, das Kräuter da, irgendwelche Heilkräuter da so eine große Macht hätten, da irgendwie Gesundheit zu schaffen. Das war für die Menschen nicht vorstellbar. Das ist genau das Gleiche heute auch noch, dass Hebammen ja versuchen möglichst wenig Medikamente einzusetzen und dann möglichst viel natürlich zu behandeln, und oft sind es wirklich die kleinsten Sachen, die großen Erfolg zeigen. Aber die Menschen sind gewohnt, sehr viel zu sich zu nehmen, und ganz besonders halt sehr viel Chemie auch zu sich zu nehmen und von der Chemie halt sich Gesundheit zu wünschen oder zu erhoffen, aber umso weniger halt von so einem kleinen Tee vielleicht.

Maren: Ja…

Rita: Und da ist natürlich auch die Diskrepanz, und dann natürlich auch dieses (ähm) Denken, ob das alles so mit rechten Dingen zugeht.

Maren: (ähm)… Wo wir von „mit rechten Dingen zugeht" sprechen, ich hab gelesen, in dem Buch von Therese Schlundt, wie früher Hausgeburten zum Beispiel oder Wochenbettbetreuung bezahlt worden ist. Ist das heute so, dass Hebammen angemessen bezahlt werden oder gibt es da immer noch (ähm) ja, nicht Schwierigkeiten sondern, (ähm) ja ist es schwierig finanziell gesehen?

Rita: Also (ähm) unser Lohn ist so der Niedrigstlohn in Deutschland.

Maren: Der Hebammen? Also noch niedriger als Fensterputzer?
Rita: Ja

Maren: Das sagt ja dann schon alles. Und angelehnt daran die Frage, wie muss man dazu stehen (ähm), beziehungsweise was für eine Einstellung, Arbeitseinstellung muss man haben als Hebamme?

Rita: Ich glaub Hebamme…Oder du bist berufen oder du bist nicht berufen, anders funktioniert es nicht, weil du kannst halt (ähm) du kannst nicht so arbeiten wie im Büro oder wie im Supermarkt oder so, du kannst nicht um vier Uhr Schluss machen oder (ähm) heute hab ich mal schlechte Laune oder heute fühle ich mich nicht gut, ne. Du gehst raus, auch wenn du Rückenschmerzen hast und du gehst arbeiten oder besuchst die Frauen, auch wenn du Kopfschmerzen hast und egal was bei dir zuhause los ist oder so du hast halt diese Pflicht und du hast diese Berufung , den jungen Familien zu helfen und da gibt's kein „So, jetzt hab ich keine Lust" oder „Ich lass mich mal krank melden". Es bringt nichts, weil es einfach, die Kinder werden geboren, die Kinder kommen, die Schwangeren sind schwanger und ich kann sie nicht im Stich lassen.

Maren: (ähm), wie machst du das selber, machst du nachts dein Handy aus oder machst du beziehungsweise was ist, wenn ich schwanger wäre und eine Komplikation hätte nachts?

Rita: Das ist ein Lernprozess für jede Hebamme halt, wann, wie oft oder wie lange bin ich erreichbar? Bin ich 24 Stunden am Tag erreichbar oder gönne ich mir auch mal Pausen? Das ist was ich lernen musste mit der Zeit, ich hatte lange Zeit ein Handy ständig an auch in der Nacht, das heißt ich war immer erreichbar, 24 Stunden. Ich merke aber einfach, dass es mir nicht gut tut und wenn's mir nicht gut geht tut das den Frauen auch nicht gut. Ich kann die Betreuung dann ja nicht so gewährleisten, wie sie, wie ich sie mir eigentlich vorstelle, so mit meinem ganzen Herzen und meinem ganzen Einsatz. Das heißt, ich brauch auch mal Erholungsphasen, und ich hab mir das schon halt, also das ist wirklich ein Lernprozess gewesen, dass ich sage „Ok, und die Frauen, die ich betreue, die bekommen von mir eine Anweisung, dass sie mich halt auf jeden Fall tagsüber, von morgens bis wirklich spätabends auch telefonisch halt über Handy erreichen können. Im Notfall, das heißt „Notfall", das definiere ich auch ganz klar, zum Beispiel halt wirklich Wehentätigkeit, Blutungen, wirklich eine Angstsituation, wirklich eine erhebliche Angstsituation, dass sie mich auch privat nachts erreichen können. Ansonsten hab ich nachts keine Rufbereitschaft. Dieser Fall ist natürlich dann anders, wenn ich (ähm) Hausgeburten oder Beleggeburten machen würde , was ich ja auch eine zeit lang mal gemacht habe, ich hab Beleggeburten gemacht, da heißt es für mich natürlich halt, dass ich natürlich auch nachts erreichbar sein muss, aber das ist dann halt ganz konkret für die Frauen, die Frauen die mit mir einen Vertrag gemacht haben, dass sie von mir entbunden werden, die bekommen dann auch wirklich die Handynummer und auch, ich sag mal die, (ähm) Genehmigung mich auch nachts (ähm) anrufen zu dürfen.

Maren: Aber du entbindest nicht mehr?

Rita: Nein, genau. Die Geburten gehören nicht mehr in mein (ähm) Arbeitsbereich hinein, das heißt aber nicht, dass ich für die Frauen mit Wehen nicht mehr zuständig bin, es passiert immer wieder halt, dass die Frauen mit Wehen mich halt anrufen und dass wir uns dann, dass ich dann zu denen raus fahre und dass ich sie untersuche und dass wir gucken, ist die Geburt in Gange oder nicht?, (ähm), wäre es möglich schon jetzt ins Krankenhaus zu fahren oder ist es gut noch zuhause zu bleiben? Dass wir dann erst mal planen halt was zu tun wäre, und ich dann erst mal bei ihnen bin und dann wenn es so weit ist, dass sie dann einfach allein ins Krankenhaus fahren, aber ich halt dann nicht mitfahre.

Maren: (ähm), generell dein ganzer Arbeitsalltag ist ja nicht von Anfang an so gewesen, du hast ja vorher auch erst mal Krankenschwester gemacht und nicht von Anfang an Hebamme, wenn ich das so richtig in Erinnerung hab…?
Rita: Richtig…

Maren: … (ähm), was hat dich am meisten geprägt, beziehungsweise viele Sachen, die du machst, haben sich ja in der Zeit entwickelt, auch wahrscheinlich viele Umgangsarten mit gewissen Situationen. Was sind so Menschen, oder Situationen, die dich so am meisten, oder vielleicht erst mal Menschen, die dich stark geprägt haben? Als Vorbilder zum Beispiel, oder Lehrer…?

Rita: Das ist gar nicht so einfach. Also erst mal denk ich mir, ich war ja Krankenschwester vorher und ich hab auf einer Onkologischen Station gearbeitet, das heißt ich hatte sehr viel mit Tod zu tun. (ähm), das war wirklich eine (ähm) tolle Aufgabe, die hat mir auch sehr viel Spaß gemacht. Aber es war auch eine traurige Aufgabe, du hast die Frauen, ich war auf einer

Frauenstation, die Frauen zum Tod begleitet. Und (ähm) dann hab ich den Kreißsaal kennen gelernt, mit der Geburt und das ist ein ganz anderer Aspekt, das ist eine ganz andere Arbeit. Du hast fast immer was mit Positivem zu tun, das heißt halt es hat etwas mit Erwartungen zu tun, mit Hoffnung, mit Freude. Das ist (ähm) eine sehr schöne, ja positive Arbeit. Und deswegen habe ich mich entschlossen eine Hebammenausbildung dann noch zu machen. Was sich auf jeden Fall auch richtig erwiesen hat, weil war für mich einfach genau das Richtige. In der Zeit der Ausbildung habe ich eigentlich keine Hebamme kennen gelernt, wo ich sagen würde: die war für mich echt ein Vorbild. (ähm) das waren alles angestellte Hebammen, die halt die Arbeit gemacht haben, die haben sie sicherlich auch gut gemacht, aber ich hatte nicht so dabei nicht so eine Berufung dahinter. Ich habe während der Ausbildung ein Praktikum gemacht bei einer Hausgeburtshebamme in Köln, bei der Therese Schlundt. Und da habe ich das erste Mal kennen gelernt was es heißt mit Berufung Hebamme zu sein und mit vollem Herzen da zu sein. Für die Frauen zu brennen und für die jungen Familien einfach alles zu geben und (ähm) das Anliegen von der Frau Schlundt war (ähm) die Familien stark zu machen halt ihre Kinder halt zu erziehen und den Kindern halt in dieser Welt ein Fundament zu geben. Das hat mich sehr beeindruckt und das hat mich sehr halt auch in diese Richtung schon beeinflusst, dass ich dann sagte ja ich möchte gern so ja arbeiten wie sie, und mir ist das genauso wichtig. Was mich am Meisten für meine Arbeit geprägt hat, denke ich mir, sind meine eigenen Kinder. Also meine eigenen Geburten erst mal und (ähm) dann natürlich einfach diese Erfahrung, die ich mit den Kindern selbst gesammelt habe. Das ist etwas, das mir sehr sehr hilft in meiner Arbeit und mich sehr sehr vorwärts bringt und auch stärkt. Und ich merke immer wieder, und das sagen die Frauen auch immer wieder, dass es ihnen was bringt, wenn ich mit ihnen drüber reden kann. Weil ich das selbst erlebt habe. Viele Situationen, die ich selbst erlebt habe und ich (ähm) erzähl nicht etwas, was ich aus der Theorie weiß, sondern halt etwas, was ich selbst erfahren habe.

Maren: Generell Situationen aus der Erziehung oder auch aus der Zeit der Entwicklung, also …?

Rita: Ja ich denke da spielt vieles mit. Also erst mal denk ich mir einfach, so die Schwangerschaft an sich, dass ich weiß wie es sich anfühlt halt einen Bauch zu haben und sich unbeweglich zu fühlen oder die Übelkeit zu spüren oder einfach auch schon mal dieses Gefühl erlebt zu haben halt wie sich ein Kind in dir bewegt. Das ist schon, denk ich mir, sehr sehr wertvoll. Das nachfühlen zu können und sich mit freuen zu können mit der Frau, wenn die das dir so strahlend erzählt. Wenn du das nie erlebt hast, kannst du das gar nicht, du kannst dich da gar nicht so mit freuen. Aber wenn du weißt, was für ein tolles Gefühl das ist, oder das erste Mal die Herztöne zu fühlen, wie toll das ist, kannst du dich ganz anders mit freuen, mit der Frau. Aber genauso halt auch dann die Probleme, die dazuführen halt, eventuell die Hormonumstellung halt die Depressionen die dazu kommen, die Launenhaftigkeit. Wenn du das nicht kennst, wenn du das nicht erlebt hat ist es unheimlich schwer den Frauen in der Hinsicht beizustehen. Und genauso auch so den Männern zu vermitteln so ist es, und das ist ok und das ist normal. Also ich denk mir das ist schon, also das ist kein Muss für eine Hebamme, dass sie selbst gebären sollte oder selbst das erlebt haben muss…

Maren: … ja das wollte ich grade fragen…

Rita: … aber (ähm) ich finde das sehr sehr hilfreich und ich… mir sagen viele Frauen auch, dass sie mich grade aufgrund meiner vier Kinder ausgesucht haben, weil sie sagen erst mal spreche ich aus Erfahrung und sie können es mir eher abnehmen, als wenn sie eine junge Hebamme dabei haben, die das selbst noch nie erlebt hat.

Maren: (ähm)…wenn jetzt ne Praktikantin, du hast schon mal Praktikanten gehabt?
Rita: Ja richtig.

Maren: Wenn ich jetzt zu dir komme als Praktikantin oder als Auszubildende, oder so was, was sagst du mir als Erstes für den ersten Tag was ich mitbringen soll oder auf was ich mich vorbereiten soll?
Rita: Also erst mal die Schweigepflicht ist total wichtig. Dass wir von vorne…also der Praktikantin von vornherein klar ist, dass alles das, was sie hört (ähm) unterliegt der Schweigepflicht. Das ist sehr sehr wichtig, weil die Frauen erzählen sehr viel von sich und geben sehr viel Preis, das darf auf keinen Preis halt irgendwie öffentlich werden oder weiter verbreitet werden. Die Frauen müssen einfach Vertrauen haben können, dass es halt (ähm) unter uns bleibt. Und dann ist es einfach wichtig halt, dass ich jeder Frau begegne, also offen begegne, voller Interesse und (ähm) und voller (ähm), wie soll ich das sagen, voller Respekt und egal wie dick sie ist oder vielleicht durch die Hormone verändert sie ist, dass ich sie so respektiere und (ähm) so annehme wie sie ist und mich selbst auch ihr öffne und Zeit mitbringe und ganz besonders dass sie merkt, ich bin für sie da. Und (ähm) das hör ich auch sehr oft von den Frauen, dass ich, egal was für Hektik, in welcher Hektik ich bin, aber wenn ich dann da bin, sobald ich zur Tür reinkomme, dass das alles abfällt und ich in dem Moment und der Zeit, die ich da bin, hundertprozentig für die Frau da bin und nicht in Gedanken irgendwie den Einkauf plane oder irgendwie was anderes überlege oder so, sondern wirklich dieses Zeit auch wirklich nur für diese Frau halt habe. Und dieses Gefühl muss sie haben, sobald ich reinkomme. Und das sollte die Praktikantin auch auf jeden Fall von Anfang an auch lernen.

Maren: Was hast du für Instrumente, mit denen du täglich arbeitest? Ich weiß, also als ich die Geschichte gelesen habe der Hebammen, beziehungsweise gab es früher Sachen wie den Geburtsstuhl zum Beispiel, ich weiß nicht mehr ob's wirklich so heißt? Oder (ähm) Therese Schlundt hat oft von einem Hörrohr geredet, (ähm) was für Instrumente benutzt du?

Rita: Ja es kommt drauf an. Ich habe zwei Taschen: Ich hab einmal die Tasche, also die Nachsorgetasche, das ist Tasche für die Besuche halt nach der Geburt. Und dann eine Tasche für die Schwangeren. Also die Schwangerentasche. In der Schwangerentasche da sind halt, also das Hörrohr, oder heutzutage hat man ja das … (ähm)….

Maren:… dieses elektrische Gerät?

Rita: … ja, genau, dass man die Herztöne halt auch laut hören kann. Weil das für die Frauen ja auch sehr sehr schön ist die Herztöne auch zu hören, besonders wenn sie Angst haben, dass das Kind sich nicht bewegt und dass da was nicht in Ordnung ist. Und da sind die ganz glücklich , wenn sie die Herztöne hören und merke, ja das Kind ist da und die Herztonfrequenz ist normal. Also das dieses Hörrohr und das Gerät dabei zu haben, dann hab ich halt Handschuhe dabei, Blutdruckgerät und (ähm) so Urinsticks, ja mehr eigentlich nicht, also das sind so die wichtigsten Sachen. (ähm)…

Maren: Hast du generell, also man kennt das ja zum Beispiel aus dem Kreißsaal oder so, dass dass irgendwie so ein Seil von der Decke runter hängt oder so was, hast du so was in deiner Praxis? Weil wenn man Praxis hört, dann denkt man ja auch an so was.

Rita: Genau. In der Praxis finden bei mir keine Geburten statt, aber beim Geburtsvorbereitungskurs sollen sie Frauen ja kennen lernen, was es alles für Möglichkeiten gibt und dann haben wir da halt (ähm) so eine Gebärschlaufe hängen, wo die Frauen sich das schon mal vorher als Trockenübung ausprobieren können, wie man sich da so reinlegen kann. Oder Gebärstuhl, wie man sich da rein-setzen kann und so. Die Sachen nehme ich aber nicht mit, weil ich ja keine Geburten mache. Aber eine Hebamme, die halt Hausgeburten macht, die würde eventuell dann auch solche Sachen zur Geburt auch mitbringen. Oder es gibt zum Beispiel auch Hebammen, die dann ihre Badewannen, also nicht eine Badewanne sondern so ein aufblasbares Becken mitbringen, um da halt die Frauen dann im Wasser gebären zu lassen.

Maren: Ist das so, dass praktisch, also wenn ich jetzt in deiner Praxis als schwangere Frau diesen Stuhl oder dieses Seil als erstes Mal ausprobiere mir dann die Berührungsangst sozusagen genommen wird?

Rita: Genau, genau. Das ist total wichtig einfach, dass man es vorher ausprobiert, sich mal rein setzt und mal fühlt wie das ist oder sich auf den Ball setzt und mal hin und her sich bewegt und einfach mal fühlt, es tut mir gut, und es ist oft so, dass wenn du dann unter der Geburt bist und Wehen hast, ne , dass du dich erinnerst und eventuell sagst „ok, das könnte ich eventuell mir vorstellen, dass probiere ich einfach jetzt mal aus, weil ich es schon vorher ausprobiert habe." Das ist sehr hilfreich

Maren: Jetzt gibt es ja (ähm) seit den Anfängen damals schon gab es ja schon so was wie Geburtsstühle, so ähnlich zumindest. (ähm) Therese Schlundt hat sich in ihrem Buch teilweise negativ zum Beispiel über die Stehgeburt geäußert, was ist oder wie hat sich – ich weiß nicht, ob du das weißt, aber wie hat sich so generell dieser Moment der Geburt beziehungsweise die Haltung bei der Geburt geändert, oder was ist das wo man heute sagt, dass ist das Beste für das Kind oder auch die Mutter?

Rita: Also das hat sich ja schon sehr gewandelt. Es gab ja halt, oder sagen wir so, früher war es schon so, dass die Frauen halt oft so im Sitzen oder halt eventuell auch im Stehen oder halt mit Unterstützung von zwei Frauen an der Seite halt (ähm) das Kind bekommen haben, aber meistens in einer Aufrechten Haltung, und das kann man ja auch verstehen, dass das ja einfach auch das Natürlichste ist, weil mit der Schwerkraft das Kind natürlich auch viel leichter rauskommen kann, als wie in der horizontalen. In den 60er/70er Jahren gab es die Entwicklung, dass die Frauen immer mehr ins Krankenhaus gegangen sind und die Hausgeburten immer mehr zurückgingen und die Frauen immer mehr ins Krankenhaus gingen und die Geburt zu einem medizinischen Problem wurde, das heißt die wurde halt von Ärzten betreut, Hebammen halt wurden immer mehr weg… zurückgedrängt von den Schwangeren und den Geburten. Die Frauen natürlich immer mehr im Krankenhaus gebären sollten, das heißt natürlich halt angeblich halt in der kultivierten halt (ähm) Lage, das heißt in der horizontalen und möglichst halt programmiert, das heißt programmierte Geburt zu bestimmten Termin mit Wehen(ähm) mit Wehen-anregenden Mitteln und eventuell auch noch eine Lachgas - , das heißt, Kurzrauschnarkose also möglichst halt sagen wir mal voll geplant, durchgeplant ohne halt der Natur ihren Lauf lassen zu nehmen. Unnatürlich halt, die horizontale Lage führt zu Komplikationen, weil natürlich die Natur nicht mithelfen kann. Die Schwerkraft fehlt und die Frauen dadurch halt nicht so eine Kraft für die Geburt hatten. Das führte dazu, dass sie, sehr viele Geburten natürlich dann halt auch im Kaiserschnitt endeten oder halt immer mehr Interventionen halt durchgeführt werden mussten, weil einfach der Geburt das Natürliche fehlte. Dann kam, ähm, seit zwanzig Jahren etwa halt wird das immer mehr halt ähm oder ist es immer mehr im Kommen , dass… oder die Hebammen versuchen immer mehr halt ähm ja sich ähm immer mehr der Öffentlichkeit zu zeigen und wieder mehr ins Gespräch zu kommen und mehr Werbung zu machen. Dass die Frauen sich wieder halt besinnen, auf das Natürliche besinnen und auch wieder lernen normal zu gebären , natürlich zu gebären, ohne irgendwelcher Hilfsmittel, ohne Wehenmittel ,ohne halt feste Termine sondern wirklich halt zu sagen „Ok, mein Kind kommt dann, wann es kommen möchte und ich mach da mit, ohne dass ich das irgendwie beeinflussen will." Und dann kommt natürlich die aufrechte Gebärhaltung wieder dazu, also die kommt da wieder ins Spiel, sodass man wirklich sagen kann, dass die Krankenhäuser, die dafür offen sind auf jeden Fall die Hälfte der Geburten in aufrechten Haltungen stattfinden. Dass heißt nicht immer im Stehen, also im Stehen ist das relativ selten, es ist mehr ähm halt auf dem Gebärstuhl oder im Vierfüsslerstand oder halt in der Badewanne. In der Badewanne ist es ja so, dass die Frauen auch Halbsitzend gebären.

Maren: Also ist praktisch Sitzend vorwiegend. Wie wirkt sich das ... beziehungsweise ist es für die Frau leichter im Sitzen, oder gibt es irgendwie eine Stellung, eine Gebärstellung, die für das Kind negativ ist, oder für die Mutter...?

Rita: Also man kann ja sagen, dass die aufrechte Haltung das Natürliche ist, das heißt halt diese Geburt ist schneller, natürlicher und natürlich auch immer halt für die Frau und für das Kind ähm ja gesünder und schonender.

Maren: Ja...

Rita: Eine horizontale Lage ist für die Frau halt immer schwieriger, weil sie mit viel mehr Kraft das Kind halt raus drücken muss und das erfordert natürlich viel mehr Kraft und viel mehr Energie und dann natürlich auch viel mehr Druck auf das Kind. Und ähm daher kann man auf jeden Fall sagen, dass eine Aufrechte Haltung ähm aufrechte Gebärhaltung die natürlichste und die gesündeste Art ist ein Kind zu bekommen.

Maren: Ähm jetzt habe ich zum Beispiel in dem Buch von Therese Schlundt auch gelesen, sie hat ja dieses Kölner Wehenlied praktisch erfunden und auch andere witzige Sachen praktiziert an die ich mich nicht mehr erinnern kann... ähm gibt es so was heute noch? Dass Hebammen solche...ja ich weiß gar nicht wie man es nennen soll...

Rita: ... Sachen erfinden?

Maren: ...ja Sachen erfinden oder so was?
Rita: Ja, also ganz bestimmt. Zum Beispiel die Zange, die Gebärzange, die wurde ja eigentlich auch von einer Hebamme erfunden und nicht von einem Arzt. Heutzutage dürfen nur Ärzte eine Zange anwenden, das ist ja auch ein bisschen paradox, obwohl es eine Hebamme ja eigentlich erfunden hat. Ähm also es gibt immer wieder so Sachen halt wo ... die Hebammen erfinden halt um Erleichterung zu schaffen den Frauen unter der Geburt und natürlich auch für später. So spontan fällt mir echt nichts ein.

Maren: Hast du irgendwie, ja so eine Art...singst du um die Frauen zu beruhigen oder, weiß ich nicht, sagst du Gedichte auf oder ähm hast du eine bestimmte Tonlage die du verwendest um Frauen in Paniksituationen zu beruhigen oder sagst du bestimmte Sachen oder irgendwie so was?

Rita: Also mit Singen nicht so sehr, aber ich versuche schon halt den Frauen das beizubringen, dass sie halt lernen unter den Wehen so leicht so eine Art Singsang zu entwickeln, ne, das hilft den Frauen mit den Wegen fertig zu werden. Das ist eine sehr sehr gute Art halt die

Wehen zu über atmen. Halt du singst dabei, das ist kein richtiges Singen, mehr so ein Singsang Ähm ich mach halt sehr sehr viel halt so eine Art Hand auflegen. Dass ich halt, wenn die Frauen Wehen haben ich meine Hände drauflege und dass ich mit ihnen dann ganz ganz ruhige spreche und ähm es gibt diese Haptonomie, …

Maren: … haptisch von anfassen, ne?

Rita: … genau, dass man halt die Frauen beruhigt, mit Hand auflegen und das Kind beruhigt oder die Frauen beruhigt. Ich merk immer wieder halt, dass man damit sehr sehr viel halt machen kann auch später halt, bei den Kindern, bei den Babys, die nach der Geburt sehr durcheinander sind, sehr viel schreien, sehr sehr unruhig sind, dass bestimmtes halt bestimmtes in die Hand nehmen, im Arm halten, Hand auf das Köpfchen legen, Hand auf den Brustkorb legen dass denen halt Ruhe und Geborgenheit verschafft. Da merke ich immer wieder halt, dass ich einen sehr großen Zugang auch durch meine Hände habe und dass die Frauen halt mir immer wieder das auch bestätigen, dass sie… dass es ihnen gut tut, wenn ich meine Hände ihnen halt auf den Bauch lege und dadurch wirklich helfe.

Maren: Jetzt sprichst du von Haptonomie und du machst ja auch sehr viel ähm , hier Homöopathisch, ähm wo eignest du…oder eignest du dir solche Sachen selber an, oder lernst die irgendwie oder, weiß ich nicht, liest du viel Bücher oder so was oder ja lernt man so was automatisch?

Rita: Also man lernt schon sehr viel halt also erst mal haben wir eine Fortbildungspflicht, also grade die Hebammen n NRW haben eine Fortbildungspflicht, das heißt halt auch ich bin sehr sehr viel unterwegs auch auf Fortbildungen, versuche mir halt vieles Neues halt auch anzueignen oder auch mal Altes noch mal wieder ins Gedächtnis zu rufen. Es sind sehr viele Sachen halt, die ich immer wieder neu halt lerne ähm oder halt Bücher lesen natürlich, also man ist eigentlich ständig halt…im ständigen halt, also man lernt…

Maren: … lebenslanges Lernen…

Rita: Ja, es ist ein lebenslanges Lernen aber es ist natürlich auch etwas, was ich sag mal vielleicht auch in einem drin ist. Zum Beispiel dieses mit den Händen einfach denk ich mir, also dieses das ist ein Handwerk, was wahrscheinlich schon auch so angeboren sein kann. Das ist genauso wie bei den Physiotherapeuten, es gibt gute Physiotherapeuten, es gibt schlechte Physiotherapeuten – das heißt, alle Physiotherapeuten sind gut, aber es gibt welche, die wirklich ein ganz besonderes Feeling in den Händen haben, da denke ich mir, dass es bei mir, bei den Hebammen genauso ist, dass man da halt, also unsere Hände sind unser wichtigstes Handwerkzeug, und dass wir damit ich sag mal wirklich halt viel bewirken können und ertasten können.

Maren: Ähm jetzt machst du ja auch viele, ja so was wie Hände auflegen zum Beispiel, du machst viel durch Berührung, ähm du machst jetzt zwar keine Geburten aber ähm du arbeitest ja auch mit dem Kind, wenn es dann da ist teilweise, beziehungsweise betreust du die Frau. Wenn jetzt irgendwas ein Kind wäre… Nein, anders muss ich fragen… Ähm, es gibt, ich hab von Fällen gelesen, wo Kinder zum Beispiel aufgehört haben zu atmen und die Hebamme hat bestimmte Sachen gemacht und es sah für die Leute, die das beobachtet haben so aus, als würde sie dem Kind eher Schaden, als etwas Gutes tun. Gibt es solche Fälle heute auch noch, beziehungsweise wird einem manchmal als Hebamme so was vorgeworfen, wenn Menschen nicht verstehen, was man tut?

Rita: Also ich hab es selbst noch nicht so erlebt, ne, aber ich kann es mir sehr gut vorstellen, dass es so sein kann, denn es gibt bestimmte Griffe halt, die wir auch natürlich auch lernen und beherrschen müssen, um zum Beispiel, wenn ein Kind nicht atmet, was mache ich damit, ne? Dass ich halt sofort halt handeln kann, weil also ich kann noch so viele Werkzeuge halt bei mir haben in meiner Tasche, aber in einem Fall zum Beispiel, wenn ein Kind nicht atmet, muss ich einen bestimmten Griff anwenden. Das sieht natürlich dann für die Eltern und für die Umstehenden dann sehr sehr gefährlich und brutal aus, hat aber nichts mit Misshandlung zu tun oder so, sondern das ist wirklich ich sag mal, erste Hilfe die ich leiste und wirklich auch das effektivste was ich machen kann. Es gibt nicht immer irgendwie einen Schnitt oder irgendwie eine Beatmungsmaschine, die ich anschließen muss sondern erst mal halt ein bestimmter Griff, den ich anwende. Den muss ich auf jeden Fall benutzen. Ansonsten gehe ich eher halt sehr sehr sanft mit den Babys um, und den Müttern, ich versuche halt möglichst wenig die Babys halt zu stören oder irgendwie zu ängstigen, oder ihnen ja ähm Beängstigung, da würde wahrscheinlich das eher ausreichen. Das sind wirklich eher halt ganz sanfte und ruhige Bewegungen, die man mit den Kindern ausführt und wirklich dann nur im Notfall dann halt wirklich ein paar Griffe halt ausführt, die sehr sehr brutal aussehen.

Maren; Ähm, jetzt hast du ja viel erzählt, was du mit den Frauen machst und mit den Babys, generell wie du auch in Familien reingehst, und ja, deine Arbeit sich ja nicht nur auf die Schwangerschaft bezieht sondern auch teilweise was darüber hinausgeht. Ähm was hat es für Fälle gegeben beziehungsweise was könnte es für Fälle geben, in denen du über die Schwangerschaft hinaus in der Familie helfen musst? Beziehungsweise was wäre ein Fall, bei dem du zur Tür reinkommst und siehst, okay hier muss ich der Frau noch andere Hilfestellung geben?

Rita: Also das ist sicherlich halt die Familienkonstellation, ist es zum Beispiel eine allein stehende Mutter oder ein ganz junges Mädchen oder ist es eventuell halt sagen wir mal…ist vielleicht ein Partner da, der überhaupt kein Interesse an dem Kind, der Mutter überhaupt hat? Wo ich da eventuell auch sagen wir mal eventuell das Jugendamt einschalten müsste, aber da hört die Betreuung für mich ja trotzdem nicht auf, das heißt auch noch im erweiterten Sinne als Familienhebamme, wo ich dann auch wirklich ein Jahr in die Familie dann reingehe. Und da ist meine Tätigkeit dann nicht nur auf die Babyzeit bezogen, sondern halt da gehört Erziehung dazu, ähm halt Ernährung des Kindes dazu, dann ähm Beratung halt bei Kinderkrankheiten also eigentlich alles rund ums Baby, alles was das Baby betrifft. Und natürlich auch die Mutter natürlich, ob das irgendwie Misshandlung der Mutter betrifft zum Beispiel vom Partner, oder wenn die Mutter halt sehr jung ist eventuell dass die Eltern nicht mehr zu ihr stehen und sie ähm ganz alleine da steht, dass sie vielleicht keine finanziellen Mittel hat, dass man sie unterstützt halt in dem Sinne, dass man ihr Hilfe anzeigt, wohin sie sich wenden kann, wo sie was bekommen kann, wer sie unterstützen könnte. Also da erstreckt sich die Arbeit viel viel mehr als nur Schwangerschaft und Babyzeit.

Maren: Was würdest du sagen, ja das ist jetzt eine offene Frage aber vielleicht fällt dir was dazu ein, was sagst du zu Hebammen in der Gesellschaft, also was sind Hebammen in der Gesellschaft beziehungsweise sind die notwendig in der Art und Weise wie du das machst oder würde es auch reichen als Hebamme so wie früher nur die Geburt praktisch zu betreuen?

Rita: Auch früher war es ja nie so, dass die Hebammen nur die Geburt betreut haben, die waren auch immer halt ähm…eigentlich hatten Hebammen immer genau die gleiche Funktion wie heutzutage, wie ich das jetzt auch mache. Ähm ich würde sagen wir sind so ähm in erster Linie Gesundheitserzieher, das sehe ich halt immer mehr, dass es so ist halt ähm Schwangerschaft und Geburt, klar das ist so unsere Hauptaufgabe aber wir sind auch ähm Gesundheitserzieher halt ähm für die ganze Familie eigentlich. Das heißt halt die Frau ruft mich auch ein oder zwei Jahre nach der Geburt auch immer noch an und fragt, ja wie ist es jetzt halt mein Kind isst nicht oder es hat halt die und die Krankheiten und die und die Allergien oder halt wie, was kann ich da tun oder halt das zweite Kind kommt , Geschwisterkonstellation halt oder mein Kind wird nicht trocken, das hat halt nichts mehr mit meiner Hebammentätigkeit zu tun aber mit dieser Gesundheitserziehung. Dann genauso halt in Schulen halt, wir gehen auch als Hebammen in die Schulen und sprechen halt mit den Heranwachsenden Frauen, mit den kleinen Mädchen halt klären die auf über ihre Regel, über Hygienevorschriften, ok Vorschriften haben wir ja heutzutage nicht mehr, halt auch über Hygiene und dann natürlich auch die Verhütungsmaßnahmen, die ja auch einen sehr sehr wichtigen Teil ja auch ausmachen. So dass man wirklich halt sagen kann als Hebammen bist du halt nicht nur halt eine Geburtshelferin sondern wirklich eine Gesundheitserzieherin, das finde ich ein sehr guten Ausdruck.

Maren: Wie ist das wenn Familien gehst die nicht deutscher Herkunft sind, wie ist das mit den Männern, ist da Respekt da oder wird man belächelt von oben oder …?

Rita: Nein gar nicht. Also grade auch die ausländischen Familien, die Männer sind natürlich sehr zurückhaltend, weil das ist eine Frauensache was wir machen, aber sie ähm behandeln mich mit sehr viel Respekt. Ich habe schon oft den Eindruck dass ich halt einen sehr hohen Status habe für sie als Hebamme.

Maren: Ja… wohin geht der Trend generell? Geht der Trend eher in die Richtung in der du arbeitest oder zur Hebamme die praktisch stationär arbeitet?

Rita: Kann man schlecht sagen. Heutzutage sind ja die Versicherungsprämien ja sehr sehr hoch geworden, sodass dann viele Hausgeburtshebammen dann halt mit der Hausgeburtshilfe halt aufgeben mussten, und halt dann nur die normale Vor – und Nachbetreuung halt leisten können und die Kurse natürlich, ne. Wohin der Trend geht kann man überhaupt nicht absehen, erst mal weil die Geburtenrate zurückgeht und wie sich das halt in den nächsten Jahren entwickeln wird, das ist wirklich eine ganz ganz große Frage. Was immer mehr dazukommt ist, dass wir als Hebammen, wie ich vorhin schon sagte, eher mehr die Funktion einer Gesundheitserzieherin haben, dass zum Beispiel bestimmte Bereiche, die früher auch schon die Hebammen hatten auch wir jetzt wieder übernehmen, zum Beispiel auch natürlich auch die Betreuung der Frau in den Wechseljahren, ja die noch mal dazu kommt. Also das heißt einfach dass wir halt die Frau halt rund um Sexualität und Frau-sein begleiten, dass wir sie im ganzen Bereich, vom kleinen Mädchen an von der ersten Regel an bis zur letzten Regel an begleiten.

Zusätzliches Interview am 21.01.2011

Rita: Wir sind eben nicht so fokussiert auf einen Bereich, unsere Beratungstätigkeit weitet sich da halt auch sehr weit aus. Ein Arzt ist zum Beispiel sehr spezialisiert, zum Beispiel mit Lungenproblemen gehst du zum Lungenarzt oder mit Hautproblemen zum Hautarzt und dass ist, was man uns vorwirft. „Hebammen reden hakt viel", sagen viele Ärzte und werfen uns halt Unprofessionalität vor. Wir wollen keine Fachidioten sein, wir wollen ein breites Spektrum haben in einem großen Bereich und in allen Situationen beraten können. Das ist, was bei uns am Meisten kritisiert wird.

Maren: Das ist tatsächlich heute noch so, ja?

Rita: Ja genau!

Maren: Gibt es einen Punkt, der dir besonders aufgefallen ist, der sich besonders stark verändert hat in Bezug auf deine Arbeit?

Rita: Es fällt mir seit einigen Monaten sehr stark auf, dass die Männer sehr sehr stark in das Thema (ähm) Verhütung, Frauen, Gesundheit, Schwangerschaft besonders, Geburt und (ähm) Kind und (ähm) das Kind versorgen involviert sind und es für die Männer viel viel wichtiger ist halt Bescheid zu wissen, aufgeklärt zu sein, dass manchmal das Gefühl habe dass sie teilweise das Kind halt am liebsten selber stillen würden, anstatt das der Frau zu überlassen. Dass sie am liebsten selbst das Nachfühlen würden, wie die Wehe funktioniert und vielleicht sogar halt, wenn man ganz vorne anfängt sogar halt selber die Tage gehabt hätten.

Maren: Ist das praktisch (ähm) kann man so sagen, dass sich dadurch für die Hebamme ein neues Tätigkeits… ein neuer Bereich halt auftut, dass sie sich mit dem Mann beschäftigen muss?

Rita: Auf jeden Fall. Meine Beratung sieht ja ganz anders aus, weil ich ja natürlich dann auch viele Sachverhalte, die der Frau selbstverständlich sind und intuitiv und keine Frage ist, für die Frau, für den Mann schon, weil er sie nicht ganz, also nicht so nachfühlen kann. Eine Frau spürt ihr Kind in sich und ein Mann spürt das nicht, es kann sein dass ich ihm das erklären muss, wie sich das halt anfühlt, und was es heißt überhaupt ein Kind im Bauche zu haben oder was es heißt eine Wehe zu haben. Wie fühlt sich eine wehe an? Was für die Frau vielleicht klar ist.

Maren: Dass man praktisch beim Mann auch Aufklärungsarbeit leisten muss?

Rita: Ja genau. Ich muss auf jeden Fall den Mann aufklären und ich merke, dass meine Beratungsgespräche und meine Hausbesuche sich dadurch natürlich auch sehr verlängern, dass ich teilweise bis zu zwei Stunden für einen Hausbesuch brauche, weil sich natürlich dann die Fragen summieren und Männer natürlich oft viele Sachen nicht so selbstverständlich sehen, wie die Frauen.

Maren: Wie sieht das aus, (ähm) gibt es Beispiele irgendwie, wo du sagen würdest, da hat der Arzt Mist gebaut oder da hast du schon mal gemerkt, dass der Arzt was falsches empfohlen hat und die Frauen das übernommen haben ohne zu Fragen?

Rita: ja, zum Beispiel bei Nahrungsergänzungsmitteln halt. Der Arzt empfiehlt das generell jeder Frau. Die Präparate gibt es oft auch im herkömmlichen Handel halt zu kaufen und daher kaufen die Frauen einfach irgendwas ohne sich durchzulesen, was drin ist. Ich empfehle das eigentlich nie. Meist sind das Präparate, die ausdrücklich nur vom Arzt empfohlen werden und auch durch eine gesunde Ernährung halt ersetzt werden könnten. Das versuche ich immer zu verhindern oder mit Ernährungsberatung dagegen anzugehen halt.